XXXVII

COMMENT ON DÉFEND SA GORGE

La lutte contre les Angines

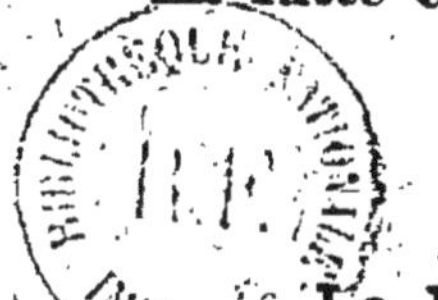

PAR

Le Dr FAIVRE
PROFESSEUR A L'ÉCOLE DE MÉDECINE DE POITIERS
MÉDECIN SPÉCIALISTE AUX EAUX DE LUCHON

Prix: 1 franc

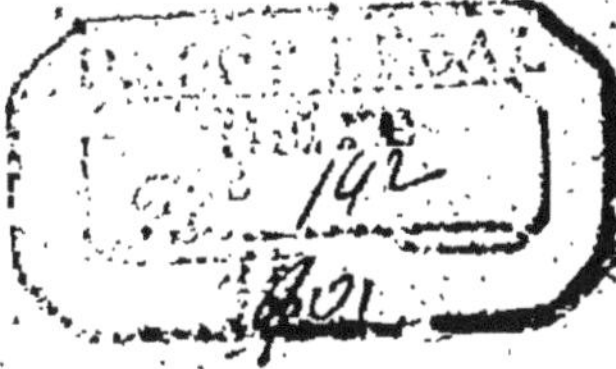

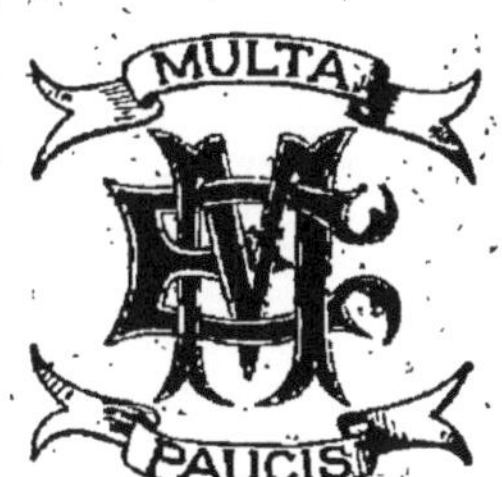

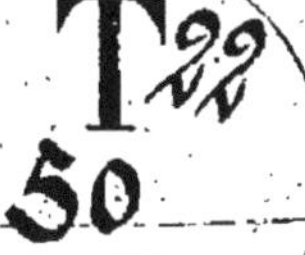

PARIS
DITION MÉDICALE
29, RUE DE SEINE, 29

COMMENT ON DÉFEND

SA GORGE

COMMENT ON DÉFEND

SA GORGE

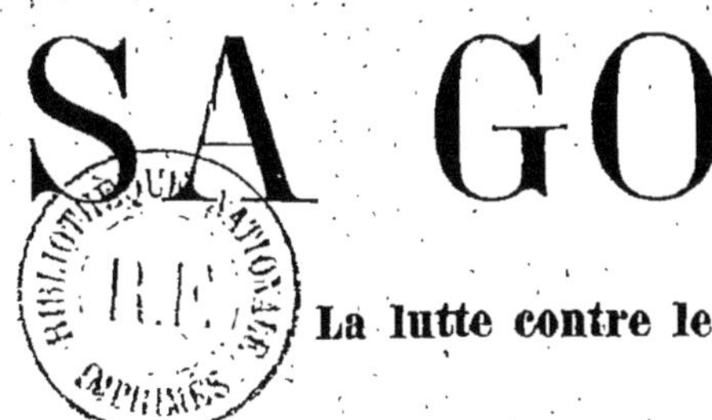

La lutte contre les Angines

PAR

Le Dr FAIVRE
PROFESSEUR A L'ÉCOLE DE MÉDECINE DE POITIERS
MÉDECIN SPÉCIALISTE AUX EAUX DE LUCHON

Prix : 1 franc

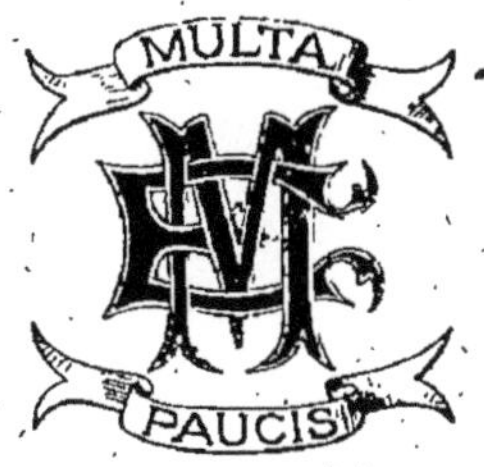

PARIS
EDITION MÉDICALE
29, RUE DE SEINE, 29

AVANT-PROPOS

Il n'y a pas à s'illusionner sur l'importance qu'on attache à l'examen de la gorge, en dehors d'un état aigu ou d'une menace épidémique. Les médecins généraux eux-mêmes sont souvent les premiers à conseiller l'expectative armée de l'huile de foie de morue chez les enfants porteurs d'une hypertrophie chronique de la muqueuse pharyngée localisée soit dans le naso, soit au niveau des amygdales palatines. Loin de nous la pensée de méconnaître la valeur du traitement général dans la lutte contre les angines ; mais il est des indications opératoires qu'il faut bien connaître.

Notre but, dans cet opuscule, a été précisément de tirer des nombreuses monographies écrites par nos confrères spécialistes, des conclusions aisées à saisir, et à retenir en même temps qu'une conception simple et vraie de l'état actuel de la science sur la pathologie de ce petit coin de notre économie si fécond en méprises.

Nous avons suivi le plan ordinairement adopté dans la collection des « Comment on défend » ; description anatomique, aperçu physiologique, symptômes et traitement. Dans chaque chapitre ont été successivement envisagées les portions supérieures, moyennes et inférieures du pharynx, quitte à montrer, à propos de l'une ou de l'autre, les rapports plus ou moins intimes qui les unissent.

Dr Faivre.

23 Janvier 1901

COMMENT ON DÉFEND

SA GORGE

I

DESCRIPTION ÉLÉMENTAIRE DE LA GORGE AU POINT DE VUE ANATOMIQUE.

La dénomination vulgaire de gorge correspond, en anatomie, à la portion buccale du *pharynx*. Mais pour bien exposer la lutte contre les angines, il est nécessaire de décrire sommairement le pharynx tout entier, quitte à s'étendre davantage sur la portion qui nous intéresse le plus particulièrement.

Comme *limites*, le pharynx se contiue : en haut, avec les fosses nasales ; en bas et en avant, avec le *larynx* (voie respiratoire) ; en bas et en arrière, avec l'œsophage (voie digestive).

Il a la *forme* générale d'un demi-cylindre ou d'une gouttière ouverte en avant, et, à partir du voile du palais, celle d'un entonnoir à base supérieure. à sommet inférieur. Il n'a à vrai dire qu'une paroi postérieure et des *parois* latérales répondant à la portion cervicale de la colonne vertébrale. La *longueur* totale du pharynx est de 11 à 13 centimètres. Sa *largeur* varie de 1 à 4 centimètres, suivant qu'on la mesure au niveau de l'œsophage ou de l'isthme du gosier.

Le pharynx se divise en *trois parties*:

1° Une portion nasale ou *naso-pharynx*;
2° Une portion *buccale* ou *oro-pharynx*;
3° Une portion *laryngienne* ou *laryngo-pharynx*.

Pharynx nasal. — La portion nasale du pharynx (*arrière-cavité des fosses nasales, cavum pharyngien, ou par abréviation cavum*), est une espèce de quadrilatère, non cloisonné comme le nez, non divisé en étages par des cornets et ayant quelque ressemblance schématique avec la caisse d'un souffleur de théâtre.

Sa voûte (fornix) est formée par l'apophyse basilaire de l'os occipital, recouverte par l'amygdale de Luschka, ou amygdale pharyngée, dont l'hypertrophie donne naissance aux végétations adénoïdes que nous étudierons dans un des chapitres suivants. *Son plancher*, mobile, n'est autre que le voile du palais qui se relève au moment de la déglutition pour intercepter toute communication avec la portion buccale, en même temps que se rapprochent brusquement ses piliers postérieurs, à la manière de deux rideaux. Sur les côtés débouchent les trompes d'Eustache qui font communiquer la gorge avec l'oreille moyenne. En arrière du pavillon qui recouvre l'orifice pharyngien de la trompe, se trouvent des fossettes qui portent le nom de Rosenmuller, dans lesquelles vient souvent buter la sonde servant spécialement au cathétérisme. *Ses dimensions* en *hauteur* et en *largeur* sont de 3 centimètres. Sa *profondeur* est très variable. Chez certains sujets, la face dorsale du voile du palais touche presque la paroi postérieure du pharynx. A son maximum de développement, il admet à peine la grosseur d'une noix.

Pharynx buccal. — Le pharynx buccal communique avec le pharynx nasal par un espace resserré, appelé isthme naso-pharyngien. Quand le voile du palais est au repos, cet espace est ouvert et la séparation est fictive, suivant un plan horizontal qui ferait suite au plancher des fosses nasales; mais si le voile vient à se contracter, il le ferme et fait ainsi une véritable séparation. Toute cette partie du pharynx qu'on peut voir par la bouche, avec ou sans relèvement du voile du palais, constitue à proprement parler la gorge, dont les *limites* sont en haut le voile, en bas la base de la langue et l'épiglotte.

Elle a une *hauteur* de 4 à 5 centimètres et une *largeur* maxima de 3 à 4.

Elle présente sur les côtés les deux piliers antérieurs et postérieurs qui, réunis en haut au niveau de la luette, s'écartent en bas et circonscrivent une espèce de fossette dans laquelle est logée l'amygdale palatine.

Celle-ci a la forme d'une amande et un volume tellement variable, qu'elle peut arriver jusqu'au contact de sa congénère du côté opposé. On nomme encore les amygdales proprement dites, les *tonsilles*.

Pharynx laryngien. — La portion laryngienne du pharynx es tla « mauvaise gorge » dans laquelle tombent les liquides, quand on s'engoue en buvant. En dehors de la question des corps étrangers solides, qui, chez les aliénés gloutons, peuvent amener l'asphyxie, elle n'est intéressante pour nous qu'au point de vue de la propagation des angines au larynx. Exemple : angine diphtérique et croup. C'est le sommet de l'entonnoir pharyngien qui correspond au cartilage cricoïde du larynx et au niveau duquel le cylindre est complet. Elle a une *hauteur* de 5 à 6 cemtimètres et un *diamètre* de 14 millimètres au niveau de l'œsophage.

II

QUELQUES MOTS SUR LA STRUCTURE ET LES FONCTIONS DE LA GORGE

Structure.— Au point de vue histologique, le pharynx présente cinq plans superposés : une couche muqueuse, une couche glanduleuse, une couche fibro-aponévrotique, une couche musculaire et une fibro-celluleuse. Les 3 derniers tiennent sous leur dépendance les abcès rétro-pharyngiens dont nous ne nous occuperons pas. Les deux premiers entrent dans la constitution de l'anneau de *Valdeyer* qui mérite toute notre attention. C'est un tapis de tissu mou, friable, à cryptes folliculaires, appelé adénoïde ou lymphoïde, qui s'étend depuis la base de la langue jusqu'à la voûte du pharynx nasal et qui rentre dans la constitution des amygdales. On distingue, à ce point de vue, 3 amygdales : l'amygdale linguale, l'amygdale naso-pharyngienne et l'amygdale proprement dite, (buccale ou palatine). A l'état normal, ces organes ont un rôle de défense très important ; ils sont comme des forts d'arrêt pour les infections, grâce à leur puissance destructrice des germes morbides. Mais si, sous des influences héréditaires ou acquises dont la principale est le lymphatisme, le tissu vient à s'hypertrophier et à dégénérer, les obstacles naturels n'existant plus, les lacunes ne servant plus qu'à emmagasiner des foyers d'infection et à favoriser leur développement, les barrières sont facilement rompues et une iliade de maux peut s'ensuivre.

Fonctions. — On comprendra toute l'importance physiologique du pharynx, si on veut bien le considérer comme un carrefour où s'entrecroisent plusieurs routes importantes; l'une venant du nez par les *choanes* toujours béants, l'autre remontant vers les oreilles par les trompes, les autres allant vers la bouche par l'isthme du gosier et descendant vers l'œsophage et le larynx.

Tous les germes apportés par l'air, les poussières chargées de microbes et les aliments font là, quand ils ne s'y cantonnent pas, une étape, où le médecin a le temps et le devoir d'arrêter leur marche. De plus, si la respiration vient à être entravée par des causes d'obstruction qu'il nous restera à déterminer, l'air arrivera exclusivement par la bouche trop froid et trop sec pour les bronches et les poumons. Il lui faut, pour être réellement vital, traverser le milieu humide et chaud du nez. Le même mécanisme peut amener des troubles dans la croissance. L'obstruction ou l'inflammation de la trompe occasionne des troubles de l'oreille. La mise en jeu d'actions reflexes du côté du larynx donnera lieu à des accès de faux croup, de spasmes de la glotte, de toux coqueluchoïde. La déglutition des matières septiques contenues dans les croûtes desséchées engendrera de la dyspepsie chez l'adulte et chez l'enfant des diarrhées tenaces qu'on rapporte difficilement à leur véritable cause. En somme, ce petit coin de notre organisme est un des plus exposés aux infections aiguës ou chroniques.

Non seulement les spécialistes, les médecins praticiens, mais les mères elles-mêmes doivent y prêter attention, surtout chez les jeunes enfants. Chez eux pullulent des végétations adenoïdes, plus tard des angines granuleuses dont on attribuait autrefois les effets morbides à des dégénérescences polypoïdes du nez ou aux gonflements chroniques des amygdales palatines, sans voir que la cause des accidents siégeait en réalité en arrière du nez ou au-dessus de la gorge. Seuls peuvent donc continuer à être indifférents, au point de vue de l'hygiéne préventive des maladies de la gorge, les gens qui ignorent l'importance de ses fonctions et les médecins qui ne peuvent pas y lire l'avenir de certains enfants, faute d'éclairage et d'instrumentation *ad hoc*.

III

MOYENS D'EXPLORATION

C'est qu'aucun point du pharynx nasal ne peut être vu directement par la bouche et qu'il a fallu l'avénement des méthodes d'éclairage rhinoscopique pour voir ces régions auparavant inaccessibles. Ici, voir est tout le diagnostic ; or pour bien voir, il faut un bon éclairage. Le meilleur est sans contredit la lumière électrique donnée par le *miroir de Clar*. Il faut ensuite toucher ; or pour ce faire, rien ne vaut le doigt dont se servit le premier, en 1878, le docteur Hans Wilhem Meyer, de Copenhague, le parrain des « végétations adénoïdes », chez une paysanne du Jusland que l'obstruction nasale postérieure par une hypertrophie de l'amygdale pharyngée avait rendue sourde, aphone et presque idiote.

Aucun spécialiste ne méconnait aujourd'hui ces masses volumineuses, de consistance assez molle, qui donnent sous le doigt la sensation d'un paquet de vers de terre. On peut faciliter le *toucher* par l'anesthésie préalable à la cocaïne et on doit toujours assurer son antiseptie par une désinfection soigneuse, autant pour le médecin que pour le malade.

Le toucher peut et doit être contrôlé par la lumière refléchie sur un petit miroir ovale, monté sur une tige assez longue pour le porter derrière la luette avec un degré d'inclinaison suffisante pour voir l'image du pharynx nasal (rhinoscopie postérieure), En ce qui concerne le pharynx buccal, la lumière naturelle ou artificielle suffit à la condition de déprimer légèrement et progressivement le dos de la langue au moyen d'un « *abaisse langue* ». Les formes de cet instrument sont très diverses ; le mieux est de pouvoir s'en passer, chez les enfants qui ont été habitués de bonne heure à montrer leur gorge, et chez les grandes personnes nerveuses qui ne peuvent supporter sans nausées, le moindre contact, ou dont la langue rétive cherchant inutilement à lutter par son gros dos contre les tentatives d'aplanissement fait le désespoir de l'explorateur.

IV

VULNÉRABILITÉ ET DÉFENSE DE LA GORGE

Lutte contre les angines et leurs complications (amygdalites, végétations adenoïdes, surdité).

De même que nous avons dû dépasser, dans la description anatomique du début, les limites de la gorge proprement dite, de même nous devons maintenant considérer le mot angine dans son sens le plus large : les inflammations aiguës ou chroniques, simples ou compliquées de toutes les portions du pharynx, c'est-à-dire de tout le tissu adénoide qui constitue l'anneau de Valdeyer. C'est dire qu'il peut exister une hypertrophie généralisée de ce tissu ou des localisations à telle ou telle portion.

PORTION NASALE DE LA GORGE ET VÉGÉTATIONS ADÉNOIDES

Adénoïdites *(Angines glandulaires)*. — La dominante pathologique de la portion nasale du pharynx est sans contredit le développement des végétations adénoïdes qui commence par une hypertrophie de la couche glanduleuse de la muqueuse à ce niveau (d'où le nom d'angine glandulaire) alors qu'on ne constate rien d'anormal du côté de la gorge.

Les symptômes de cette affection, qui sont surtout dus à l'obstruction, varient avec l'âge. Chez les nourrissons, la respiration est bruyante (cornage), les tétées sont difficiles et entrecoupées par le besoin de respirer ; les déglutitions de travers ou même les vomissements fatiguent énormément l'enfant qui dépérit de jour en jour.

Les adultes ont des bourdonnements d'oreilles, les chanteurs ont des crampes dans le médium ; mais c'est surtout chez l'enfant de 5 à 15 ans, que se retrouve fréquemment le type de l'adénoïdien. Celui-ci est un petit lymphatique qui se présente la bouche demi-ouverte, la lèvre supérieure relevée, ce qui lui donne une expression hébêtée, résultat de sa mauvaise façon de respirer. Il a la morve au nez; « mouche-toi et ferme ta bouche » lui répète-t-on incessamment. L'oreille est paresseuse, ce que l'on met longtemps sur le compte de la distraction, la voix enrouée, nasillarde, prononçant les M comme les B. Il souffle bruyamment la nuit, se réveille en sursaut, s'étouffe, pousse un cri, puis se rendort après quelques minutes de toux rauque ou striduleuse. L'enfant s'enrhume au moindre froid, s'essouffle plus rapidement que ses petits camarades de jeux, bien que l'ausculta-

2

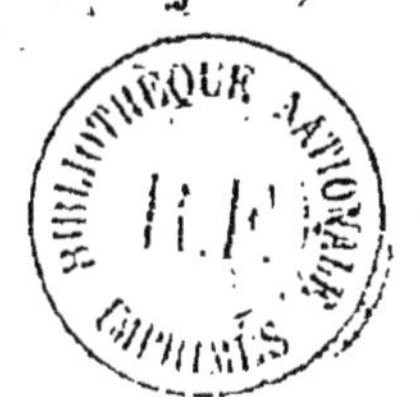

tion du cœur et du poumon soit négative, à moins de complications du côté du larynx, de la trachée et des bronches. Il a souvent de l'apathie intellectuelle, ce qui le met en retard à l'école, malgré la vivacité de ses yeux qui font contraste avec le reste du visage. Il est indolent, a des maux de tête fréquents au moment de l'étude. Ce n'est point la paresse qui le rend ainsi, puisqu'il n'a pas plus d'empressement aux récréations. Il est surtout mal développé physiquement, souffreteux, chétif. C'est une des rares maladies que l'on peut diagnostiquer à simple vue, dans la rue, sur un portrait ou une photographie.

Son signalement est : grosses lèvres, nez asymétrique, pommettes aplaties, effacement des plis et saillies de la face comme sur un masque.

Vient-on à faire ouvrir la bouche à un tel enfant? On lui trouve une voûte palatine creusée en ogive, des dents mal rangées, chevauchant les unes sur les autres; le dentiste n'y peut rien sans le rhinologiste. Il suffit de lui introduire l'index en arrière du voile du palais pour trouver une masse fongueuse et molle qui donne la sensation d'un paquet de vers.

Il ne faut pas aller, croyons-nous, jusqu'à dire, comme l'a tout récemment prédendu M. Gallois, que les végétations adénoïdes sont une cause de scrofule. Elles peuvent avoir des liens indirects avec le rachitisme ; mais elles sont surtout une porte ouverte aux microbes de l'érysipèle, de la diphtérie, de la tuberculose, une cause d'anémie, par troubles de la respiration, de dyspepsie par déglutition de pus venant du naso-pharynx. Il y a pour l'avenir de l'enfant porteur de végétations adénoïdes, une perspective bien peu rassurante. N'allez pas croire que ces fameuses végétations soient à la mode chez les spécialistes! les adénoïdiens courent les rues et ont la plus grande part dans la clientèle des médecins. Toutefois on peut paraître adénoïdien sans l'être (Castex). Il y a des pseudo-adénoïdiens (Lermoyez) qui peuvent présenter des déformations analogues sans végétations; mais ils ont dans leur gorge d'autres anomalies ou d'autres productions, par exemple des polypoïdes, qui nécessitent l'intervention chirurgicale.

Ces tumeurs adénoïdes ont existé de tout temps; mais on les méconnaissait, voilà tout, ou plutôt l'on attribuait leurs méfaits à toute autre cause, de sorte que les sujets qui en étaient atteints allaient du cabinet du dentiste à celui de l'auriste pour revenir au médecin général sans grande amélioration, quand les dégâts n'étaient pas irréparables. Les parents de ces enfants sont très surpris quand le médecin affirme que la cause du mal est toute dans la gorge, non dans l'oreille, et pourtant c'est la règle. Il n'est plus permis aujourd'hui d'hésiter devant le moyen de défense à apporter en pareil cas, puisque nous le connaissons. Tout en soignant l'état général par une médication anti-lymphatique, il faut, sans s'attarder aux badigeonnages, aux vaporisations que tous les sujets n'ont pas d'ailleurs la force de pratiquer régulièrement et longtemps, supprimer les végétations adénoïdes par la petite opération du curetage, qui ne nécessite même pas l'anesthésie. Il n'y a pas la plus petite incision à craindre, puisqu'on peut pénétrer par les orifices naturels du nez et de la bouche. Combien ont été saturés de sirops et soupçonnés poitrinaires qui auraient guéri d'un seul coup de curette! Sans compter que ces productions sont bien propres à favoriser l'entrée des infections qui n'ont plus qu'un pas à faire pour mettre la portion voisine en état d'angine, pour obstruer la trompe et amener ainsi la surdité, même la surdi-mutité. Les otites aiguës ou chroniques viennent souvent de poussées inflammatoires du tissu lymphoïde qui occupe le naso-pharynx.

Il peut se faire que les végétations adenoïdes disparaissent vers 18 ou 20 ans, mais ne tablez pas sur cette disparition naturelle, qui, très rare, peut venir vous leurrer d'un faux espoir et laisser votre petit adénoïdien avec une existence maladive. En revanche, après l'intervention chirurgicale, les progrès de l'enfant sont extraordinaires ; son teint change, sa poitrine se développe; il grandit quatre fois plus vite qu'à l'état normal, sans que cette croissance nuise en rien à son état général. Son sommeil est calme même dès la première nuit qui suit l'opération, à tel point que de jeunes mères, inquiètes, vont écouter près de lui s'il respire encore.

Un mot seulement des *polypes naso-pharyngiens* qui, connus de toute antiquité, par leur enchifrènement variable avec le degré hygrométrique de l'air et les prolongements qu'ils envoient dans tous les orifices voisins, ont bénéficié eux aussi de l'instrumentation moderne, en particulier des polypotomes ou des anses électriques chaudes.

Enfin, il est un symptôme commun à plusieurs maladies du pharynx que l'on désigne sous le nom de *catarrhe naso-pharyngien*. Il consiste soit en surproduction de sécrétions muco-purulentes qui coulent dans l'arrière-gorge et donnent lieu à une expectoration qui pourrait en imposer pour une maladie de poitrine, ou à un état de sécheresse que l'on retrouve également dans le fond de la gorge sous le nom de pharyngite, la *pharyngite sèche* qui expose à des râclements de gorge surtout le matin, à des « hems » fréquents, et même à des poussées inflammatoires rendant la déglutition pénible. La *pharyngite granuleuse*, fréquente chez les sujets arthritiques, est due à une prolifération des follicules disséminés superficiels du tissu sous-muqueux. Dans la gorge, on observe alors de petites saillies ou *granulations* dont les dimensions varient de la grosseur de la lentille au pois et qui sont disposées en chapelets ou en plaques. Le malade se plaint d'une sensation de chatouillement du côté du larynx, ce qui l'oblige à tousser et lui fait rejeter des mucosités plus ou moins épaisses. La voix est ordinairement voilée le matin et le soir, parce qu'il y a fréquemment coexistence de laryngite catarrhale. Cette affection est très rebelle et réclame, en dehors du traitement général, une médication locale énergique (pulvérisations d'eau sulfureuse, cautérisations chimique ou thermique, badigeonnages, irrigations nasales surtout rétronasales, et instillations de pommades.

Contre ces états pathologiques et contre ceux qui précèdent, il faut ensuite diriger un régime et une hygiène appropriés : alimentation non irritante, abstention d'alcool et de tabac, de fumées et de poussières, saisons aux eaux thermales alcalines, arsenicales, ou sulfureuses, suivant les tempéraments. La présence autour du cou de ganglions hypertrophiés, organes de la même famille que les amygdales, est dans certains cas une indication pour les bains de mer.

PORTION BUCCALE DE LA GORGE ET ANGINES DIVERSES

Les affections du pharynx buccal se résument, au point de vue prophylactique, en la lutte contre les angines qui, lorsqu'elles sont localisées aux amygdales palatines, portent le nom d'amygdalites ou angines tonsillaires.

Amygdalites. — Le premier degré de l'infection amygdalienne est une lésion folliculaire ; les cryptes sont envahies par des productions grisâtres d'où on peut dérouler des fils ressemblant à du vermicelle, ce qui donne à l'organe l'aspect d'une écumoire sale. Les germes morbides qui y sont accumulés restent à l'état latent ou se manifestent par des abcès avec gonflement de la luette, ou même à des phlegmons qui s'accompagnent de courbature fébrile générale et d'oppression.

Les moyens de défense contre ces amygdalites sont : la *discision* à froid au crochet mousse ou à la pince coupante, la cautérisation thermo-électrique et la ponction. Il existe aussi une variété d'amygdalite *ulcéro membraneuse* consécutive à une inflammation spéciale de la bouche. Mais la question qui nous intéresse le plus, c'est celle de l'*hypertrophie des amygdales*. Et d'abord quelle est la limite entre l'amygdale normale et l'amygdale hypertrophiée ?

On peut considérer comme morbides les dimensions de l'amygdale palatine lorsqu'en dehors de toute poussée inflammatoire, elle écarte l'un de l'autre les piliers assez pour gêner constamment la déglutition et pour rétrécir notablement l'isthme du gosier. La saillie ainsi formée peut varier dans d'assez grandes proportions depuis le volume d'une cerise jusqu'à celui d'un petit œuf de poule. L'hypertrophie est presque toujours double et, si elle ne porte pas toujours également sur les deux tonsilles, la différence n'est jamais bien considérable. Moure distingue des formes *pediculées* (molles ou dures) *enchâtonnés*, *lacunaires*. La plus grande incommodité qu'éprouvent les sujets porteurs de ces amygdales vient des poussées aiguës auxquelles ils sont continuellement exposés (fièvre, douleurs vives pour avaler la salive, sensation de corps étrangers, reflux des liquides dans les fosses nasales, gêne respiratoire surtout nocturne, toux quinteuse, voix nasonnée, nausées, surdité).

Quelle est la conduite à tenir en présence des grosses amygdales palatines aux différents âges ? Certes le traitement de l'état général (toniques, hygiène), n'est pas à dédaigner surtout chez l'enfant issu de parents lymphatiques ou neuro-arthritiques ; mais il ne suffit pas dans certains cas, sans le concours de l'amygdalotome, ou de l'anse galvanique. Le premier instrument doit être reservé aux enfants hémophiliques, le deuxième aux adolescents et surtout aux jeunes filles au moment de la puberté.

Avec ce dernier moyen, on n'a pas à craindre la moindre hémorragie ni primitive, ni secondaire : mais il nécessite une installation qui ne tient pas dans une trousse et qu'on trouve seulement chez les spécialistes, Dans les deux cas, on peut employer ou non l'anesthésie qui doit être rapide et courte (exemple : bromure d'éthyle) et exceptionnellement le chloroforme. Quelles sont les indications de la section des amygdales ? C'est une affaire de degré, de tempérament et de troubles fonctionnels. Tel enfant vit en très bonne intelligence avec une demi-obstruction de la gorge, tel autre à des troubles réflexes à distance qui cèdent à l'intervention. En principe, lorsque les deux amygdales se rejoignent sur la ligne médiane, en dehors de toute poussée aiguë, il n'y a pas à hésiter, il faut au moins en enlever une. Le médecin jugera de l'opportunité et du genre de section d'après la consistance dure ou molle, la forme enchâtonnée, pédiculée ou plongeante. Toutefois la règle est d'opérer à froid, sauf urgence dans les cas d'asphyxie. Les suites sont en général très simples, si l'on a le soin de prendre quelques précautions au point de vue de l'alimentation et de la température des liquides ingérés pendant les deux premiers jours, et l'on a la satisfaction d'avoir supprimé à tout jamais une source menaçante d'accidents du côté de la gorge. Il importe, du reste, de ne pas laisser trop longtemps un enfant avec de très grosses amygdales. Il serait gêné pour respirer, même pour parler, et cette gêne serait cause de troubles divers dans la nutrition. De plus, les nombreux microbes qui, à l'état normal, végètent sur ces organes, acquièrent une virulence d'autant plus grande que leur valeur défensive décroit en proportion directe de leur volume.

Détail prouvant bien la relation étroite qui unit les différentes parties de l'anneau de Valdeyer, c'est que l'on voit souvent, à la suite d'une ablation de végétations adénoïdes, se produire l'atrophie des amygdales palatines ou réciproquement. Il ne faut pas confondre le petit enduit blanchâtre qui recouvre régulièrement la surface de section d'une amygdale opérée avec le commencement ou le début d'une des angines dont nous allons maintenant nous occuper.

LUTTE CONTRE LES ANGINES PROPREMENT DITES

On nomme angine toute inflammation généralisée à la gorge (piliers, voile du palais, pharynx buccal, amygdales).

Nous adopterons la division en angines blanches, angines rouges, angines à fausses membranes. Nous ne reviendrons pas sur l'*angine granuleuse*, compagne habituelle des tumeurs adénoïdes donnant souvent lieu à des troubles vocaux chez les professionnels.

Angines blanches. — Font partie de ce groupe les angines simples, à points blancs (*pultacées*) survenant sous l'influence du simple refroidissement ou sous d'autres causes chez les enfants lymphatiques, chez les adultes herpétiques. Il ne les faut pas confondre avec la propagation à la gorge du *muguet*, angine ressemblant à du lait desséché et qui est fréquent mais peu grave chez les nouveau-nés, rare mais très grave chez les vieillards malades. Ces angines s'annoncent par un violent frisson auquel succède une très forte fièvre avec embarras gastrique et difficulté d'avaler. Le diagnostic reste en suspens jusqu'à l'apparition de points blancs dans la gorge et tout rentre dans l'ordre, après deux ou trois jours. Même dans ces cas il faut faire l'examen bactériologique des produits de sécrétion et tarir par un des procédés indiqués plus haut, après un traitement général approprié, la source rarement introuvable des maux de gorge à répétition.

Angines rouges. — Les angines rouges précèdent, accompagnent ou suivent une fièvre éruptive.

Leur type est l'*angine de la scarlatine* très reconnaissable à la teinte framboisée, à l'éruption qui recouvre en même temps toutes les parties du corps.

Angines couenneuses ou pseudo-membraneuses. — La fièvre typhoïde, le rhumatisme, s'accompagnent aussi fréquemment d'angines rouges; mais au point de vue de la lutte, nous devons concentrer toute notre attention sur une troisième variété, les *angines à pseudo-membranes*, vulgairement angines couenneuses. — Les fausses membranes ou peaux sont un résultat d'irritation banale qu'on peut reproduire expérimentalement; il suffit d'un badigeonnage de teinture d'iode sur la muqueuse pour les voir s'y développer. Mais si les membranes renferment le germe de la diphtérie, elles donnent naissance à une variété d'angine qui est de même nature que la laryngite *croupale*. Dans ce cas, les fausses membranes sont d'une couleur grisâtre et adhèrent à la muqueuse sous-jacente. Elles ne se désagrègent pas dans l'eau, contrairement à ce qui se produit pour les angines simples.

Angines diphtériques. — Il existe trois sortes d'angines diphtériques :

1° L'angine diphtérique simple, sans fausses membranes ;

2° L'angine diphtérique à fausses membranes, mais à symptômes paraissant bénins ;

3° L'angine diphtérique confirmée par des fausses membranes et par des symptômes graves.

Il n'y a aucune difficulté à diagnostiquer cette dernière ; il est deux erreurs possibles, au contraire, à propos des première et deuxième variétés : ou bien on peut méconnaître une angine diphtérique, ou bien on peut croire à une diphtérie qui n'existe pas. La première erreur est la plus grave, parce qu'elle prive le malade d'un traitement efficace, qu'elle expose son entourage à la contagion et qu'elle l'expose lui-même à tous les accidents ultérieurs, particulièrement à la paralysie du voile du palais. La deuxième erreur est moins grave ; mais elle peut cependant exposer le porteur d'une angine simple à contracter une vraie diphtérie, si on vient à l'isoler dans un service hospitalier où se trouve le bacille.

Le début de toute angine diphtérique est insidieux et peut passer inaperçu sous des étiquettes diverses, jusqu'au moment où se prennent les ganglions du cou qui devient « *proconsulaire* » de par l'engorgement plus ou moins étendu, suivant que le poison est plus ou moins toxique.

En somme, il faut soigner les angines mêmes qui ont l'air insignifiantes, parce qu'elles constituent une cause de dissémination, qu'elles peuvent acquérir sur certains terrains une virulence mortelle, parce que la diphtérie peut se greffer même sur un simple bouton d'herpès, même sur une éruption de la muqueuse de la bouche, en cas de rougeole par exemple. Chez l'enfant, en même temps qu'on constate l'existence de fausses membranes dans la gorge, on est frappé par le faciès (teint plombé, yeux cernés, paupières bouffies).

Jeunes mères, ne vous effrayez pas si vous êtes réveillées soudain dans la nuit par le chant du coq de la laryngite striduleuse ou faux-croup ; mais d'un autre côté, méfiez-vous de l'invasion sourde de l'ennemi. Quand vous entendrez tousser rauque un enfant abattu, somnolent, abandonnant ses jeux favoris avec une tristesse insolite, regardez la gorge, comme vous devez le faire tous les jours, (ne serait-ce que pour lui en faire prendre l'habitude), et, à la moindre rougeur, appelez le médecin.

La lutte varie suivant que le bacille diphtérique existe à l'état pur ou qu'il est associé aux germes de la suppuration ou de la fluxion de poitrine, ce dont il faut s'assurer par le microscope et le séjour de 24 heures à l'étuve après ensemencement sur gélatine des fragments de fausses menbranes. La plupart du temps, sans attendre le contrôle du laboratoire, le médecin engagera la lutte. On connait la belle découverte de Roux, cet illustre élève de Pasteur, la *sérotherapie anti-diphtérique* qui a déjà fait couler des flots d'encre. Nous n'avons pas à entrer ici dans les longues discussions que soulève toujours une innovation de cette importance. Contentons-nous de dire que les méfaits attribués au sérum, en particulier les éruptions diverses de la peau, l'albuminurie, la mort subite par arrêt du cœur, sont bien plutôt dûs à la maladie elle-même qu'à l'usage du sérum. Cette sorte de contre-poison peut être administré à titre préventif, dans le cas où des enfants ont été assez longtemps en contact avec un frère ou un petit camarade d'école reconnu diphtérique, pour qu'ils aient pu prendre le germe de la maladie. C'est le meilleur moyen, après l'isolement, de lutter efficacement contre l'angine future possible. Si la menace de contagion a été dépistée à temps, il ne faudra pas manquer de pratiquer la *désinfection* des locaux contaminés, au moyen des pulvérisations antiseptiques ou des vapeurs de *formol*, et celle des vêtements, tapis, tentures, objets de literie avec l'*étuve*. Les garde malades, les médecins eux-mêmes doivent prendre toutes les précautions de propreté médicale, pour éviter la dissémination du germe dans leur entourage familial ou professionnel et le danger d'inoculation sur leur propre gorge.

C'est au point de vue curatif que le sérum doit être surtout employé. Les « *piqûres* » font tomber les « *peaux* très rapidement, si on les emploie à la dose de 20 centimètres cubes le premier jour, 10 le deuxième ; l'injection se fait avec la seringue de Roux, suivant une technique particulière.

En même temps on pratiquera des badigeonnages détersifs de la gorge et on soutiendra l'état général par des toniques, pour permettre au terrain de résister à l'invasion microbienne et de faire les frais de la période d'infection ; car bien entendu la lutte sera d'autant moins efficace que la résistance individuelle sera moindre. En se défendant ainsi contre l'angine la plus grave qui puisse frapper la gorge, on préviendra également les paralysies du voile du palais, dont sont si souvent atteints les sujets qui ont connu ou méconnu leur angine diphtérique et qui se caractérisent par le reflux nasal des aliments surtout liquides et par un parler du nez significatif; contre ces accidents dûs à la toxine diphtérique les doses curatives de sérum doivent être beaucoup moins fortes.

CONCLUSION

En somme, deux moyens de défense s'imposent dans la lutte contre ces maladies de la gorge qu'on appelle les angines. Il faut d'abord soigner l'état général. On se souviendra que le lymphatisme imprime aux muqueuses du naso-pharynx les symptômes suivants qui sont absolument caractéristiques : longue durée et ténacité tendant à la suppuration, engorgement des ganglions lymphatiques de la région du cou en particulier. L'inflammation de la muqueuse de la gorge est aiguë ou chronique d'emblée ; la résolution n'arrive qu'au bout d'un temps très long et laisse toujours après elle au moins un épaississement du tissu sous-muqueux qui nécessite un traitement local médicamenteux ou chirurgical. Les traitements sont aussi importants l'un que l'autre. Le traitement général s'adresse à la constitution même du malade, au terrain qu'il s'agit de modifier.

L'huile de foie de morue, les sirops à base d'iode, de tanin, de phosphate réalisent merveilleusement ces indications. Mais la transformation n'est véritablement complète que si, après une intervention spéciale, et seulement après, sans s'attarder dans les badigeonnages résolutifs ou les pommades fondantes, on va parachever la cure soit au bord de la mer, soit aux eaux salines (Salies de Béarn), arsenicales (la Bourboule) sulfureuses (Luchon). La mer est dans ce cas une arme à deux tranchants : pour qu'elle ait une bonne influence sur la gorge des enfants lymphatiques il ne faut pas qu'ils soient en même temps nerveux sous peine d'aggravation, il ne faut pas surtout qu'ils aient la moindre susceptibilité du côté des oreilles, sous peine d'un écoulement intarissable ou d'une surdité définitive parfois.

TABLE DES MATIÈRES

Châteauroux. — Imp. P. Langlois et Cie

www.ingramcontent.com/pod-product-compliance
Ingram Content Group UK Ltd.
Pitfield, Milton Keynes, MK11 3LW, UK
UKHW022151170726
13837UKWH00004B/1917

9 782019 997250